DE LA

CONVALESCENCE CONFIRMÉE

ÉTUDE ET APPRÉCIATION DE FAITS OBSERVÉS

A L'ASILE DE VINCENNES.

PAR

E. BRAIVE

Docteur en médecine de la Faculté de Paris.
Ancien élève des hôpitaux.
(Médaille de bronze).
Interne à l'Asile de Vincennes.

PARIS

V. A. DELAHAYE ET Cᵉ, LIBRAIRES ÉDITEURS,
PLACE DE L'ÉCOLE-DE-MÉDECINE.

1877

DE LA

CONVALESCENCE CONFIRMÉE

DE LA

CONVALESCENCE CONFIRMÉE

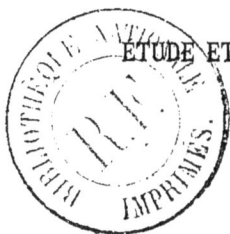

ÉTUDE ET APPRÉCIATION DE FAITS OBSERVÉS

A L'ASILE DE VINCENNES.

PAR

E. BRAIVE

Docteur en médecine de la Faculté de Paris.
Ancien élève des hôpitaux.
(Médaille de bronze).
Interne à l'Asile de Vincennes.

PARIS

V. A. DELAHAYE ET Cᵉ, LIBRAIRES-ÉDITEURS

PLACE DE L'ÉCOLE-DE-MÉDECINE.

—

1877

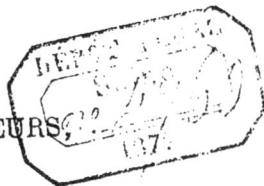

LA CONVALESCENCE CONFIRMÉE

ÉTUDE ET APPRÉCIATION DE FAITS OBSERVÉS

A L'ASILE DE VINCENNES

INTRODUCTION.

Dans sa thèse inaugurale soutenue en 1870, M. le
Dr Molé a donné les signes qui indiquent le début de la
convalescence.

Mon travail a eu pour objet de rechercher les signes
principaux de la fin de la convalescence. Je suis loin de
prétendre avoir atteint complètement ce but; mais je
pense apporter aujourd'hui des faits qui peuvent servir
dans l'avenir à résoudre ce problème.

Récemment, le Dr Brochin a publié dans le Diction-
naire encyclopédique des sciences médicales, l'arti-
cle *convalescence* ; il m'a aidé de ses conseils et je le prie
de recevoir ici le témoignage de mes remerciements.

Dans l'impossibilité où j'étais de passer en revue tous les convalescents qui viennent des hôpitaux à l'Asile de Vincennes, je me suis contenté d'observer la convalescence de trois maladies seulement : la fièvre continue, la pneumonie et la pleurésie.

Mon chef de service, M. le D\r O. du Mesnil, médecin de l'Asile, a bien voulu m'aider de ses conseils ; il m'a donné le programme de ce travail et je tiens, avant d'en exposer les résultats. à lui adresser le témoignage de ma vive gratitude.

Voici la marche que j'ai suivie : le lendemain de l'arrivée d'un convalescent, j'ai noté avec soin l'état des poumons et du cœur ; le pouls a été compté avec une montre à secondes et la température rectale a été prise avec des thermomètres comparés entre eux et avec un thermomètre étalon, de sorte que toutes les températures obtenues ont pu être ramenées, par une soustraction ou une addition de dixièmes de degré, à la température véritable.

Le poids du corps a été déterminé exactement et toujours à la même heure, le matin au sortir du lit.

Les variations de la force ont été étudiées en même temps au moyen du dynamomètre ; mais il m'a paru nécessaire de recourir à un instrument nouveau pour obtenir des indications plus exactes. Je me suis aperçu, en effet, qu'avec un peu d'habitude, il est facile de faire marquer au dynamomètre ordinaire des chiffres erronés et peu en rapport avec la vigueur musculaire du sujet à l'étude.

Voici l'appareil que, grâce à l'obligeance de M. le D\r du Mesnil et de l'administration de l'Asile, j'ai pu faire construire.

Que l'on imagine deux poulies fixées au plafond et une corde solide passée dans la gorge de ces poulies. L'un des bouts de la corde soutient un plateau qui peut recevoir des poids ; l'autre porte une tige rigide en bois, le long de laquelle peut glisser et se fixer en un point quelconque une poignée pour les deux mains : cette poignée est placée pour chaque individu à quarante centimètres au-dessus du niveau des épaules. Enfin, la longueur de la tige rigide est telle que le malade soulève les poids placés dans le plateau de quarante centimètres, avant que la tige ne touche le plancher.

Si l'on fait soulever le poids cinq fois de suite, on lui fera parcourir un chemin de deux mètres ; il manque pour calculer le travail la connaissance du temps. J'ai songé à ajouter à l'appareil un mouvement d'horlogerie destiné à faire mouvoir une bande de papier sur laquelle s'imprimerait, au moyen d'un pinceau, la vitesse de la tige rigide ; mais les résultats obtenus m'ont paru suffisamment concluants et j'ai renoncé à cette complication.

Cet appareil est assez simple quoique un peu encombrant ; il est nécessaire de prendre les précautions suivantes pour éviter toute erreur :

1º On fera tenir le malade droit et bien d'aplomb, les deux pieds rapprochés l'un de l'autre ;

2º On s'assurera que les tractions ne se font qu'au moyen des muscles des bras et du tronc, et que le sujet en observation, ne se pend pas à la corde ;

3º On fera, enfin, recommencer l'épreuve plusieurs fois de suite afin d'être certain que la traction n'est pas le résultat d'une secousse énergique qui ne pourrait pas

èlre donnée une seconde fois. (Le chiffre de cinq m'a
paru convenable).

L'étude des variations de l'urée excrétée dans les urines m'a vivement préoccupé ; j'ai fait un grand nombre
d'analyses, mais le peu de docilité de mes malades m'a
fait commettre d'abord de nombreuses erreurs et je ne
puis publier que treize observations sur ce sujet ; les résultats en seront consignés plus tard.

Je vais transcrire les observations qui servent de base
à mon étude et j'examinerai ensuite les conclusions que
j'ai cru devoir en tirer.

INDEX.

T. indique la température rectale ;
p.   —   le pouls.
P.   —   le poids du corps.
D.   —   le chiffre donné par le dynamomètre
           ordinaire.
d.   —   le nombre de kilos soulevés avec le
           dynamomètre à traction que j'ai
           décrit.
U.   —   la quantité d'urée excrétée dans les
           urines par kilogramme du poids du
           corps.

1er GROUPE

FIÈVRES CONTINUES.

Obs. I. — Raoul 7. — C. Auguste, entré le 21 janvier 1876, 17 ans, garçon maçon. Entré à l'hôpital le 23 décembre 1875.

Rien aux poumons ni au cœur.

Maladies antérieures. — Pas. Santé habituellement bonne.

Tracé sphygmographique. — Rien de particulier.

   29 janvier. T. 37.   p. 76. P. 46,200. D. 28.

   3 février. T. 36,9. p. 72. P. 46,800. D. 28.

   Le 8.   T. 37.   p. 88. P. 48,350. D. 31.

   Le 13.   T. 37,7. p. 80. P. 49,200. D. 33.

   Le 18.   T. 36,6. p. 80. P. 49,500. D. 36.

Réflexions. — Convalescence régulière.

Obs. II. — Raoul 12. — V. Entré le 27 janvier 1876, 18 ans, sellier. Entré à l'hôpital le 3 janvier 1876.

Rien aux poumons ni au cœur.

Maladies antérieures. — Pas. Santé habituellement bonne.

Tracé sphygmographique. — Rien de particulier.

   29 janvier. T. 37.   p. 88. P. 44,500. D. 28.

   3 février. T. 36,7. p. 88. P. 46,200. D. 35.

   Le 8.   T. 37,2. p. 104. P. 47,700. D. 29.

   Le 13.   T. 37,2. p. 112. P. 48,850. D. 38.

   Le 18.   T. 38,3. p. 72. P. 48,200. D. 32.

   Le 23.   T. 37.   p. 84. P. 49,200. D. 37.

   Le 28.   T. 37,2. p. 88. P. 50,700. D. 35.

   4 mars. T. 37,3. p. 76. P. 50,200. D. 36.

Réfléxions. — Le 17, le convalescent s'est plaint de maux de tête, de manque d'appétit; la langue était chargée. On a donné une bouteille d'eau de Pullna et le ré-

Braive.   2

sultat de cet accident a été une diminution de poids ; en même temps la température s'est élevée.

Obs. III. — D. Diddot 4. — K. Joseph, entré le 17 février 1876, 27 ans, garçon nourrisseur, entré à l'hôpital le 19 décembre 1875.
Rien aux poumons ni au cœur.
Maladies antérieures. — Blennorrhagie. Santé habituellement bonne.
Tracé sphygmographique. — Rien de particulier.

> 19 février. T. 37,9. p. 68. P. 61,100. D. 32.
> Le 24.   T. 38.   p. 68. P. 63,300. D. 40.
> Le 29.   T. 37,8. p. 92. P. 65,500. D. 35.
> 5 mars.   T. 37,4. p. 76. P. 66,500. D. 40.

Réflexions. — Convalescence régulière. Les facultés intellectuelles de ce malade sont très-affaiblies et il est impossible de savoir de lui la date du début de sa maladie.

Obs. IV. — Raoul 10. — P. Louis, entré le 22 février 1876, 19 ans, fumiste, entré à l'hôpital le 15 janvier 1876.
Rien aux poumons ni au cœur.
Maladies antérieures. — Fièvre continue, santé habituellement bonne.
Tracé sphygmographique. — Rien de particulier.

> 23 février. T. 36,8. p. 88. P. 50,200. D. 28.
> Le 28.   T. 37,2. p. 100. P. 51,400. D. 37.
> 4 mars.   T. 37,8. p. 108. P. 52,900. D. 36.
> Le 9.   T. 37,8. p. 116. P. 55,200. D. 35.
> Le 14.   T. 37,6. p. 112. P. 55,200. D. 38.
> Le 19.   P. 37,6. p. 88. P. 59,000. D. 38.

Réflexions. — Convalescence régulière.

Obs. V. — Didot, 5. — D. (Jean), entré le 8 avril 1876. ; 25 ans, plombier. Entré à l'hôpital le 12 mars 1876.

Rien aux poumons ni au cœur,

Maladies antérieures. — Varicocèle. Santé habituellement bonne.

Tracé sphygmographique. — Rien de particulier.

    11 avril. T. 39,   p. 92. P. 58,700. D. 56. d. 31.

    Le 16.   T. 36,9. p. 76. P. 58,200. D. 57. d. 38.

    Le 21.   T. 36,5. p. 80. P. 58,700. D. 55. d. 36.

Réflexions. — Le convalescent a eu, dès le début, de l'embarras gastrique ; cette affection s'est encore présentée le 15 avril.

On remarquera que le poids du corps et la force musculaire ont diminué à la suite de ces accidents.

Obs. VI. — Didot, 14. — M. François, entré le 14 avril 1876 ; 37 ans, maçon. Entré à l'hôpital le 13 mars, malade depuis le 4 mars.

Rien aux poumons ni au cœur.

Maladies antérieures. — Fièvre continue. Santé habituellement bonne.

Tracé sphygmographique.

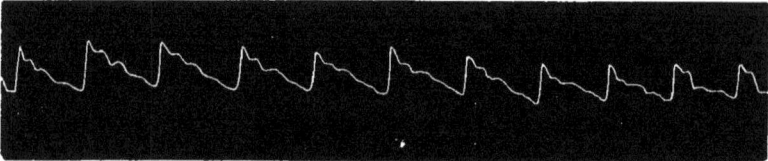

    15 avril. T. 37,1. p. 80. P. 60,200. D. 36.

    Le 20.   T. 36,8. p. 76. P. 62,500. D. 35.

    Le 25.   T. 37,2. p. 68. P. 65,300. D. 36.

    Le 30.   T, 37,9. p. 60. P. 66,200. D. 33. ·

Réflexions. —- Convalescence régulière.

Obs. VII. — Lemaître 12. — C. (Eugène), entré le 24 avril 1876, 23 ans, peintre. Entré à l'hôpital le 26 février 1876.

Poumons. — Au sommet droit, un peu de submatité en arrière
Respiration rude à droite et en avant et expiration prolongée au
même point.

Maladies antérieures. — Croup et autres maladies pendant l'enfance. Bronchites fréquentes de 8 à 12 ans. Le convalescent a vu
sa mère mourir à l'âge de 40 ans d'une maladie de poitrine.

Cœur. — Rien.

Tracé sphygmographique. — Rien de particulier,

    26 avril. T. 37.   p. 100. P. 52,700. D. 24. d. 17.
    1er mai. T. 36,9. p. 88. P. 53,800. D. 33. d. 18.
    Le 6.   T. 36,8, p. 84, P. 54,500. D. 27. d. 19.
    Le 11.   T. 37,   p. 76. P. 56,300. D. 31. d. 22.
    Le 16.   T. 37.   p. 88. P. 57,500. D. 30. d. 23.
    Le 21.   T. 37,3. p. 84. P. 57,500. D. 34. d. 23.

Réflexions. — Convalescence régulière.

Obs. VIII. — Didot, 3. — C. (Arthur), entré le 29 avril 1876,
16 ans, cordonnier. Entré à l'hôpital le 9 mars ; malade depuis le
26 février.

Rien aux poumons ni au cœur.

Maladies antérieures. — Rougeole à l'âge de 3 ans. Santé habituellement bonne.

Tracé sphygmographique. — Rien de particulier.

    2 mai. T. 37,1. p. 96. P. 47,800. D. 32. d. 23.
    Le 7. T. 37,4. p. 88. P. 48,800. D, 30. d. 25.
    Le 12. T. 37.   p, 100, P. 49.900. D. 32. d. 25.
    Le 17. T. 37.1. p. 84. P. 51,800. D. 33. d. 25,5.

Réflexions. — Convalescence régulière.

Obs. IX. — Didot, 5. — P. (Victor), entré le 3 mai 1876, 25 ans,
journalier. Entré à l'hôpital le 13 mars 1876.

Rien aux poumons ni au cœur.

Maladies antérieures. — Rougeole. Santé habituellement
bonne.

Tracé sphygmographique.

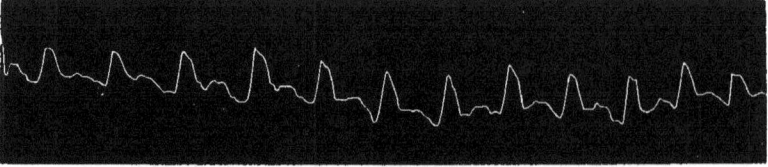

4 mai. T. 36,7. p. 60. P. 64,000. D. 32. d. 32.
Le 9. T. 37. p. 72. P. 65,100. D. 36. d. 33.
Le 14. T. 37,5. p. 96. P. 66,400. D. 37. d. 36.
Le 19. T. 37,4. p. 92. P. 67,500. D. 40. d. 36.
Le 24. T. 37,1. p. 88. P. 67.500. D. 37. d. 37.
Le 29. T. 37,2. p. 80. P. 68,700. D. 36. d. 38.

Réflexions. — Convalescence régulière. On remarquera, cependant, que le poids du corps est resté stationnaire du 19 au 24 mai, ce qui tient à ce que le convalescent a eu à ce moment une bronchite peu grave d'ailleurs.

OBS. X. — Lemaître, 13. — M., entré le 1er juin 1876, 16 ans,
journalier.
Le convalescent ne peut dire depuis combien de temps il est
malade, son intelligence semble nulle.
Rien aux poumons ni au cœur.
Tracé sphygmographique. On n'obtient qu'une ligne presque
droite due à la faiblesse de la tension artérielle.
Maladies antérieures. — Pas. Santé habituellement bonne.
2 juin. T. 38,9. p. 76. P. 44,600. D. 29. d. 21.
Le 7. T. 37.6 p. 72. P. 44,500. D. 29. d. 23.
Le 12. T. 36,7. p. 68. P. 47,300. D. 33. d. 25.
Le 17. T. 36,8. p. 88. P. 48,300. D. 32. d. 26.
Le 22. T. 36,6. p. 72. P. 48,900. D. 31. d. 24.
Le 27. T. 36,9. p. 84. P. 49,700. D. 29. d. 25.

Réflexions. — Convalescence régulière. Le convalescent pesait 50 kil. avant sa maladie. La taille est de
1 mètre 60 centimètres.

Obs. XI. — Dupuytren, 4. — V. (Sylvain), entré le 21 septembre 1876, 24 ans, journalier, ne peut donner aucun renseignement sur le début de sa maladie.

Rien aux poumons ni au cœur.

Tracé sphygmographique. — N'a pas été pris.

Maladies antérieures. — Pas. Santé habituellement bonne.

22 septembre. T. 37,2. p. 76. P. 48,500 .D. 31. d. 24.

Le 27.　　T. 37,4. p. 72. P. 52,000. D. 35. d. 25.

2 octobre.　T. 37,4. p. 88. P. 54,500. D. 39. d. 27.

Urines.— 1750 c.c., 1250 c.c., 2750 c.c.; soit par kilogr. 36 c.c., 24 c.c,, 50 c.c. acides.

Réflexions. — Convalescence régulière.

Le poids du corps était de 60 kil. avant la maladie.

Obs. XII. — Laënnec 7. — R..., entré le 2 octobre 1876, 33 ans, maçon. Entré à l'hôpital le 5 septembre, malade depuis le 15 août.

Poumons. — Bruits de frottement à droite et à la base.

Cœur. — Rien.

Maladies antérieures. — Fièvre continue à 17 ans. Pleurésie droite.

Santé habituellement bonne.

Tracé sphygmographique. — Rien de particulier.

3 octobre. T. 37,6. p. 68. P. 56,400. d. 30. U. 0,61.

Le 8.　　T. 37,1. p. 60. P. 56,700. d. 29. U. 0,40.

Le 13.　　T. 37,4. p. 56. P. 56,500. d. 25. U. 0,38.

Le 18.　　T. 37,5. p. 64. P. 56,500. d. 35. U.

Le 23.　　T. 37,3. p. 56. P. 58,000. d. 28. U. 0,32.

Le 28.　　T. 37,5. p. 56. P. 57,300. d. 29. U. 0,51.

Urines. — 2700 c.c., 1300 c.c., 1400 c.c., 1100 c.c., 2050 c.c., 1650 c.c., soit par kilo 47 c.c., 23 c.c., 25 c.c., 35 c.c., 35 c.c.

Réflexions. — Convalescence non régulière.

Le malade a toussé pendant tout son séjour à l'Asile. Diarrhée depuis le 4 octobre et administration d'une bouteille d'eau de Pullna à cette époque; puis le 10 octobre, douleur violente de côté sans lésions stéthoscopiques appréciables ; application d'un vésicatoire. On remarquera que le poids du corps et l'urée ont diminué à ce même moment.

On n'a pas pu peser le malade ni, par conséquent, déterminer la quantité d'urée le 18 octobre parce que l'application du vésicatoire a nécessité le séjour au lit. Le poids du corps était de 64 kil. 500 avant la maladie. La taille est de 1 m. 62 cent. Le poids indiqué par la table de Quételet est de 60 kil.

Obs. XIII. — Dupuytren, 5. — B... (Jean), entré le 2 octobre 1876, 25 ans, scieur de long. Entré à l'hôpital le 28 août, malade depuis le 26.

Rien aux poumons ni au cœur.

Maladies antérieures. — Pleurésie à gauche, il y a deux ans. Santé habituellement bonne.

Tracé sphygmographique. — Rien de particulier.

5 octobre. T. 37,2. p. 72. P. 58,000. d. 20. U. 0,71

Le 10.   T. 37,2. p. 76. P. 62,400. d. 25. U. 0,69

Le 15.   T. 37,0. p. 80. P. 64,200. d. 28. U. 0,85.

Le 20.   T. 36,9. p. 64. P. 63,700. d. 31. U. 0,56.

Le 25.   T. 36,0. p. 72. P. 66,000. d. 32. U. 0,77.

Urines. — 1500 c.c., 2450 c.c. 1950 c.c., 2800 c.c.. 2250 c.c., neutres au début, acides à la fin ; soit par kilo, 26 c.c., 39 c.c. 30 c.c., 44 c.c., 34 c.c.

Réflexions. — Convalescence régulière.

Le 18, le convalescent a eu une forte indigestion. On remarquera que le poids a cessé immédiatement sa marche ascendante pour la reprendre après la disparition de cette légère indisposition. Il en a été de même pour l'urée.

Le poids du corps était de 70 kil. avant la maladie ; la taille est de 1 m. 68 cent.

Obs. XIV. — Laennec, 2. — B... (Jules), entré le 12 octobre 1876, 26 ans, sellier, entré à l'hôpital le 25 septembre, malade depuis le 18.

Rien au cœur ni aux poumons.

Maladies antérieures. — Rougeole, tumeur blanche de l'articulation coxo-fémorale droite pendant l'enfance. Santé habituellement bonne.

Tracé sphygmographique. — Rien de particulier.

13 octobre.	T. 38,2.	p. 100.	P. 48,700.	d. 20.	U. 0,54.
Le 18.	T. 38,2.	p. 72.	P. 50,200.	d. 22.	U. 0,66.
Le 23.	T. 37,2.	p. 92.	P. 51,300.	d. 22.	U. 0,42.
Le 28.	T. 36,7.	p. 92.	P. 53,500.	d. 25.	U. 0,66.
2 novembre.	T. 37,1.	p. 80.	P. 55,300.	d. 27.	U. 0,63.
Le 7.	T. 37.8.	p. 104.	P. 57,700.	d. 27.	U. 0,70.
Le 12.	T. 36,9.	p. 72.	P. 56,200.	d. 27.	U. 0,78.
Le 17.	T. 36,2.	p. 80.	P. 57,200.	d. 29.	U. 0,64.

Urines. — 1850 c.c., 2000 c.c., 2000 c.c., 2500 c.c., 2900 c.c., 3000 c.c., 2200 c.c., 2000 c.c., acides ; soit par kilo : 38 c.c., 40 c.c., 39 c.c., 47 c.c., 52 c.c., 52 c.c., 39 c.c., 35 c.c.

Réflexions. — Du 7 au 11 novembre, le convalescent a accusé des maux de tête de caractère intermittent. Langue chargée. Le sulfate de quinine a guéri cet état. On remarquera que le poids a diminué le 12 novembre et que la force musculaire est restée stationnaire depuis le 2 jusqu'au 12 novembre.

La taille est de 1 m. 67 cent.

Obs. XV. — Dupuytren, 3. — S... (Etienne), entré le 14 octobre 1876, 26 ans, ébéniste. Entré à l'hôpital le 11 septembre, malade depuis le 6.

Rien au cœur ni aux poumons.

Maladies antérieures. — Pas. Santé habituellement bonne.

Tracé sphygmographique. — Rien de particulier.

15 octobre.	T. 37,1.	p. 80.	P. 63,000.	d. 30.	U. 0,47.
Le 20.	T. 37,1.	p. 72.	P. 64,700.	d. 32.	U. 0,63.
Le 25.	T. 37,0.	p. 84.	P. 64,500.	d. 34.	U. 0,69.
Le 30.	T. 36,8.	p 92.	P. 66,500.	d. 36.	U. 0,82.

4 novembre. T. 37,4. p. 88. P. 70,200. d. 38. U. 0,81.

Le 9. T. 37,5. p. 92. P. 71,800. d. 39. U. 0,92.

Le 14. T. 37,5. p. 88. P. 73,500. d. 41. U. 0,55.

Urines. — 2000 c.c., 3550 c.c., 2900 c.c., 3150 c.c., 2700 c.c., 2200 c.c., 1850 c.c. acides; soit par kilo : 32 c.c. 55 c.c., 45 c.c.. 47 c.c., 38. c.c., 31 c.c., 25 c.c.

Réflexions. — Le 22 octobre le convalescent se plaint de constipation. On lui a administré, pendant trois jours, 8 grammes de magnésie chaque matin; sous l'influence de ce purgatif le poids a diminué le 25 octobre, mais de 200 gr. seulement. La force musculaire s'est accrue comme à l'ordinaire.

Le poids était de 73 kil. avant la maladie; la taille est de 1 m. 72 cent.

OBS. XVI. — Dupuytren, 6. — M..., entré le 26 octobre 1876, 25 ans, journalier, entré à l'hôpital le 2 octobre, malade depuis le 25 septembre.

Rien au cœur ni aux poumons.

Maladies antérieures. — Rougeole. Santé habituellement bonne.

Tracé sphygmographique. — Rien de particulier.

27 octobre. T. 37.4. p. 88. P. 58,200. d. 27. U. 0,64.

1er novembre. T. 37.5. p. 92. P. 61,700. d. 29. U. 0,56.

Le 6. T. 37,2. p. 96. P. 62,200. d. 32. U. 0,81.

Le 11. T. 36,8. p. 92. P. 63,300. d. 32. U. 0,79.

Le 16. T. 36,8. p. 76. P. 64,400. d. 33. U. 0,83.

Le 21. T. 36,9. p. 76. P. 65,000. d. 35. U. 0,94.

Le 26. T. 37,2. p. 76. P. 65,500. d. 35. U. 0,77.

Urines. — 3250 c.c.. 2600 c.c., 2400 c.c., 2800 c.c., 2600 c.c., 2750 c.c., 2200 c.c., acides; soit par kilo : 56 c.c., 42 c.c., 38 c.c., 44 c.c., 40 c.c., 42 c.c., 34 c.c.

Réflexions. — Convalescence régulière.

Le malade pesait 65 kil. avant sa maladie; la taille est de 1 m. 61 cent.

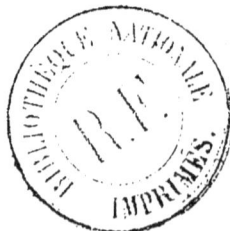

Obs. XVII. — Dupuytren, 5. — G... (Jean), entre le 28 octobre 1876, 30 ans, journalier. Entré à l'hôpital le 19 août, malade depuis le 16 août.

Rien au cœur ni aux poumons.

Maladies antérieures. — Gourmes et engorgements ganglionnaires de 7 à 12 ans. Pneumonie en 1871. Santé habituellement bonne.

Tracé sphygmographique. — Rien de particulier.

29 octobre.　T. 36,6 p. 72. P. 51,000. d. 22. U. 0,60.
3 novembre. T. 37.　p. 72. P. 54,000. d. 25. U. 0,79
Le 8.　　　T. 37.　p. 76. P. 55,700. d. 28. U. 0,80.

Urines. — 3150 c.c., 2900 c.c., 2900 c.c., neutres le 29 octobre ; acides ensuite ; soit par kilo : 62 c.c., 54 c.c., 52 c.c.

Réflexions. — Convalescence régulière.

Le poids était de 57 kil. 500 avant la maladie ; la taille est de 1 m. 65 cent. Le poids indiqué par la table de Quételet est de 64 kil.

Obs. XVIII. — Dupuytren, 4. — N... (Louis), entre le 7 novembre 1876, 20 ans, mécanicien. Entré à l'hôpital le 6 octobre, malade depuis le 1er.

Rien au cœur ni aux poumons.

Maladies antérieures. — Rhumatisme. Santé habituellement bonne.

Tracé sphygmograpgique. — Rien de particulier.

8 novembre. T. 37.4. p. 92. P. 56,700. d. 29. U. 0,67.
Le 13.　　　T. 37.　p. 84. P. 57,500. d. 31. U. 1.
Le 18.　　　T. 37.　p. 92. P. 60,300. d. 33. U. 0,86.
Le 23.　　　T. 36,6. p. 76. P 61,200. d. 35. U.
Le 28.　　　T. 36,9. p. 80. P. 61,700. d. 36. U. 0,96.
3 décembre. T. 36,8. p. 76. P. 61,800. d. 36. U. 0,90.
Le 8.　　　T. 37.　p. 72. P. 61,500. d. 36. U. 0,73.
Le 13.　　　T. 36,9. p. 64. P. 62,100. d. 37. U. 0,97.

Urines. — 3500 c.c., 3000 c.c., 2700 c.c., 2250 c.c., 2650 c.c., 2350 c.c.. 1900 c.c., 2350 c.c., acides ; soit par kilo : 62 c.c., 52 c.c., 45 c.c.. 37 c.c., 43 c.c., 38 c.c., 31 c.c., 38 c.c.

Réflexions. — Convalescence régulière.

Dans la journée du 23 au 24 novembre, le convalescent n'a pas uriné complètement dans son vase ; il a été, par conséquent, impossible de doser l'urée.

La taille est de 1 m. 67 cent.

Obs. XIX. — Dupuytren, 5. — G... (Ernest), entre le 11 novembre. 1876, 21 ans, boulanger. Entre à l'hôpital le 6 septembre, malade depuis le 1er.

Rien au cœur ni aux poumons.

Maladies antérieures. — Pas. Santé habituellement bonne.

Tracé sphygmographique. — Rien de particulier.

13 novembre. T. 37,1. p. 72. P. 64,000. d. 30. U. 0,63.

Le 18.   T. 37,2. p. 72. P. 68,000. d. 34. U. 0,73.

Le 23.   T. 36,9. p. 64. P. 68,000. d. 37. U. 0,89.

Le 28.   T. 36.8. p. 68. P. 69,200. d. 37. U. 0,93.

3 décembre. T. 36,9. p. 64. P. 68,500. d. 38. U. 0,52.

Urines. — 3000 c.c., 3850 c.c., 2800 c.c., 2500 c.c., 2150 c.c., acides ; soit par kilo : 47 c.c., 57 c.c.. 42 c.c., 36 c.c., 31 c.c.

Réflexions. — Convalescence régulière.

Le poids n'a pas varié du 18 au 23 novembre et pendant cette époque le malade a eu une bronchite assez forte. Le dernier dosage de l'urée (3 décembre) ne doit pas être considéré comme sûr parce que le convalescent avait été puni la veille et avait demandé sa sortie ; il parait possible, vu le chiffre obtenu, qu'il n'ait pas uriné complètement dans son vase.

Le poids était de 68 kil. avant la maladie ; la taille est de 1 m. 66 cent.

Obs. XX. — Dupuytren, 7. — P... (Alfred), entré le 21 novembre 1876, 20 ans, papetier. Entre à l'hôpital le 22 octobre, malade depuis le 12.

Rien au cœur ni aux poumons.

Maladies antérieures — Rougeole, croup, varioloïde. Santé habituellement bonne.

Tracé sphygmographique. — Donne une ligne presque droite.

22 novembre. T. 38,2. p. 108. P. 53,000. d. 23. U. 0,32.

Le 27. T. 37,2. p. 100. P. 54,000. d. 26. U. 0,64.

2 décembre. T. 37,5. p. 112. P. 57,000. d. 28. U. 0,76.

Urines. — 2200 c.c., 2700 c.c., 2250 c.c., très-légèrement acides le 22 novembre, acides ensuite ; soit par kilo : 41 c.c., 50 c.c., 39 c.c.

Réflexions. — Convalescence régulière.

Le poids était de 65 kil. avant la maladie ; la taille est de 1 m. 70 cent.

Le convalescent n'a pas uriné complètement dans son vase le 22 novembre ; il n'avait pas cru nécessaire de recueillir ses urines en allant aux cabinets.

Obs. XXI. — Dupuytren, 5. — S..., entré le 9 décembre 1876, 21 ans, garçon de salle. Entre à l'hôpital le 27 octobre, malade depuis le 23.

Rien aux poumons.

Cœur volumineux. Les deux temps sont rigoureusement frappés et accompagnés du claquement des valvules dit métallique.

Maladies antérieures. — Fièvre muqueuse à l'âge de 12 ans. Santé habituellement bonne.

Tracé sphygmographique. —Rien de particulier.

12 décembre. T. 36,6. p. 72. P. 66,000. d. 33. U. 0,55.

Le 17. T. 37,3. p. 76. P. 68,800. d. 36. U. 0,79.

Le 22. T. 37,2. p. 80. P. 70,630, d. 39. U. 0,71.

Urines. — 2600 c.c., 4250 c.c., 3250 c.c., acides ; soit par kilo : 39 c.c., 62 c.c., 46 c.c.

Réflexions. — Convalescence régulière.

Le poids était de 75 kil. avant la maladie ; la taille est de 1 m. 69 cent.

Dans les observations nos I, II, III, IV, le thermomètre n'a pas été comparé.

2e GROUPE

PNEUMONIES

Obs. I. *Pneumonie.* — Lemaître, 7. — V. (Victor), entré le 18 février 1876, 30 ans, garçon de dortoir au collége Chaptal. Entré à l'hôpital le 1er février.

Rien aux poumons ni au cœur.

Maladies antérieures. — Rhumatismes, syphilis et blennorrhagie. Santé habituellement bonne.

Tracé sphygmographique. — Rien de particulier.

19 février. T. 36   p. 64. P. 63,700. D. 40.

Le 24.   T. 36,1. p. 72. P. 65.600. D. 52.

Le 29.   T. 35,7. p. 72. P. 66,000. D. 59.

Réflexions. — Convalescence régulière.

Obs. II. *Pneumonie droite.* — Galle, 25. — C. (Louis). Entré le 21 février 1876, 32 ans, garçon marchand de vins. Entré à l'hôpital le 1er février 1876.

Quelques râles sous-crépitants dans les deux poumons. Expiration prolongée au sommet droit.

Maladies antérieures. — Rougeole. Santé habituellement bonne.

Tracé sphygmographique. — Donne une ligne presque droite due à la faiblesse de la tension artérielle.

22 février. T. 37,5. p. 84. P. 66,500. D. 32.

Le 27.   T. 36,8. p. 80. P. 67,500. D. 38.

3 mars.   T. 37,4. p. 80. P. 68,500. D. 34.

Le 8.   T. 37,7. p. 72. P. 68,700. D. 34.

Le 13.   T. 37,5. p. 64. P. 68,200. D. 36.

Le 18.   T. 37,6. p. 80. P. 67,800. D. 39.

Réflexions. — A partir du 3 mars, le malade tousse beaucoup ; il est pris d'une laryngite très-violente qui ne le quitte pas jusqu'à sa sortie. Il est remarquable de voir le poids du corps n'augmenter que de 200 grammes le 8 mars pour baisser de 500 grammes le 13 et de 400 le 18 ; la température a augmenté à ces mêmes époques.

OBS. III. *Pneumonie droite.* — Didot, 4. — M. (Louis). Entré le 9 mars 1876, 56 ans, charpentier ; entre à l'hôpital le 24 février. Rien au cœur ni aux poumons.

Maladies antérieures. — Blennorrhagie.

Santé habituellement bonne.

Tracé sphygmographique. — Ligne presque droite due à la faiblesse de la tension artérielle.

10 mars. T. 37,3. p. 72. P. 60,700. D. 30.
Le 15. T. 37,2. p. 60. P. 60,200. D. 25.
Le 20. T. 37,4. p. 60. P. 60,600. D. 30.
Le 25. T. 37,3. p. 52. P. 62,500. D. 29.
Le 30. T. 37,5. p. 80. P. 63,900. D. 40.
4 avril. T. 37,6. p. 64. P. 65,000. D. 34.

Réflexions. — Diarrhée le 12, guérie le 14 ; à cette même époque diminution du poids du corps qui reprend ensuite sa marche ascendante.

OBS. IV. *Pneumonie droite.* — Didot, 2. — L. (Jean). Entré le 10 mars 1876, 50 ans. Entré à l'hôpital le 8 février 1876.

Poumons. — Quelques râles à droite et à la base.

Cœur. — Rien.

Maladies antérieures. — Fièvre intermittente de 1851 à 1870, Deux pneumonies à gauche en 1853 et en 1873. Santé habituellement bonne.

Tracé sphygmographique. — Rien de particulier.

11 mars. T. 37,7. p. 88. P. 52,300. D. 28.
Le 16. T 37,9. p. 68. P. 93,700. D. 35.
Le 21. T. 37,7. p. 68. P. 55,700. D. 39.
Le 26. T. 37,8. p. 76. P. 55,500. D. 35.
Le 31. T. 37,8. p. 80. P. 58,300. D. 46.
5 avril. T. 37,5. p. 76. P. 58,500. D. 39.

Réflexions. — Diarrhée le 22, guérie le 24 ; en même temps diminution du poids du corps : on trouve, en effet, que le malade pesait le 26 mars 200 gr. de moins que le 21.

Obs. V. *Pneumonie gauche.* — Didot, 1. — L. (Eugène), **entré** le 13 mars 1876, 19 ans, journalier. Entré à l'hôpital le 17 février. Rien au cœur ni aux poumons.

Maladies antérieures. — Rougeole. Santé habituellement bonne.

Tracé sphygmographique. — Rien de particulier.

14 mars. T. 37,4. p. 52. P. 51,800. D. 28.
Le 19.　T. 37,6. p. 68. P. 53,000. D. 31.
Le 24.　T. 37,4. p. 76. P. 54,700. D. 29.
Le 29.　T. 37,4. p. 68. P. 54,000. D. 32.
3 avril. T. 37,3. p. 64. P. 56,200. D. 39.

Réflexions. — Diarrhée le 27, guérie le 29 ; à la même époque, diminution du poids du corps de 700 grammes.

Obs. VI. *Pneumonie droite.* — Didot, 7. — G. Mathieu, entré le 15 mars 1876, 23 ans, fumiste. Entré à l'hôpital le 14 février.

Poumons. — Légère matité à droite.

Cœur. — Rien.

Maladies antérieures. — Blennorrhagie. Santé habituelle assez bonne.

Tracé sphygmographique. — Rien de particulier.

17 mars. T. 37,6. p. 76. P. 51,000. D. 31.
Le 22.　T. 37,7. p. 76. P. 53,500. D. 33.
Le 27.　T. 37,8. p. 88. P. 54.400. D. 30.
1er avril. T. 37,5. p. 68. P. 54,500. D. 29.
Le 6.　T. 37.2. p. 64. P. 55,000. D. 34.

Réflexions. 　Diarrhée depuis le 5 avril, guérie le 8 ;

cet accident, peu grave, n'a pas empêché le poids du corps d'augmenter de 500 gr. du 1ᵉʳ au 6 avril.

OBS. VII. *Pneumonie droite.* — Didot, 15. — Entré le 23 mars 1876, 27 ans, journalier. Entré à l'hôpital le 26 février 1876.

Rien au cœur ni aux poumons.

Maladies antérieures. — Rhumatismes à la suite de la guerre. Santé habituellement bonne.

Tracé sphygmographique. — Rien de particulier.

24 mars. T. 36,4. p. 56. P. 49,600. D. 27.
Le 29.   T. 37,1. p. 60. P. 52,000. D. 26.
3 avril. T. 37,2. p. 68. P. 53,300. D. 39. d. 27.
Le 8.   T. 36,9. p. 78. P. 54.400. D. 35. d. 28.
Le 13.   T. 37. p. 62. P. 55,100. D. 35. d. 31.
Le 18.   T. 36,9. p. 56. P. 56,300. D. 40. d. 33.
Le 23.   T. 37,7. p. 64. P. 57,100. D. 40. d. 32.
Le 28.   T. 36,8. p. 60. P. 57,600. D. 37. d. 35.
3 mai.   T. 37,2. p. 68. P. 58,300. D. 42. d. 37.

Réflexions. — Convalescence régulière, remarquable par la régularité de l'augmentation du poids du corps.

OBS. VIII. *Pneumonie droite.* — Didot, 9. — Entré le 30 mars 1876, 24 ans. P. (Anatole). Entré à l'hôpital le 24 février. Malade chez lui depuis le 19.

Rien au cœur ni aux poumons.

Pas de maladies antérieures. Santé habituellement bonne.

Tracé sphygmographique. — Donne une ligne presque droite due à la faiblesse de la tension artérielle

31 mars. T. 37. p. 100. P. 58,900. D. 50.
5 avril. T. 37,2. p. 84. P. 61,200. D. 50. d. 27.
Le 10.   T. 37,1. p. 84. P. 61,700. D. 52. d. 30.
Le 15.   T. 37,1 p. 84. P. 63,000. D. 51. d. 30.
Le 20.   T. 37,2. p. 96. P. 63,300. D. 52. d. 31.
Le 25.   T. 37. p. 80. P. 64,200. D. 51. d. 32.
Le 30.   T. 36,8. p. 76. P. 64,000. D. 52. d. 37.

5 mai.   T. 36,8. p. 72. P. 64,000. D. 52. d. 37.
Le 10.   T. 37.   p. 76. P. 64,200. D. 59. d. 39.

Réflexions. — Diarrhée légère le 7 et le 8 avril, gué-rie le 9.

Obs. IX. *Pneumonie gauche.* — Didot, 10. — Entré le 10 avril 1876, 53 ans, journalier.

Rien au cœur ni aux poumons.

Maladies antérieures. — Fièvre typhoïde, blennorrhagie, zona à l'hôpital à la fin du séjour qu'il y a fait.

Tracé sphygmographique. — Rien de particulier.

14 avril. T. 37.   p. 64. P. 67,000. D. 28. d. 26.
Le 19.   T. 37,1. p. 56. P. 66,300. D. 30. d. 30.
Le 24.   T. 37.   p. 64. P. 67,200. D. 32. d. 30.
Le 29.   T. 37.   p. 68. P. 68,300. D. 33. d. 31.
4 mai.   T. 36,9. p. 68. P. 70,100. D. 33. d. 35.
Le 9.   T. 36,9. p. 64. P. 70,400. D. 32. d. 31.

Réflexions. — Diarrhée légère le 17 avril, guérie le 20; même accident le 8 mai; en même temps le poids du corps diminue le 19 avril de 1,400 gr. et n'augmente, le 9 mai, que de 300 gr.

Obs. X. *Pneumonie gauche.* — Didot, 1. — G. (Jules), entré le 18 mai 1876, 43 ans, charretier. Malade depuis le 26 avril 1876.

Rien au cœur ni aux poumons.

Maladies intérieures. — Pleurésie.

Tracé sphygmographique. — Rien de particulier.

19 mai.   T. 37,2. p. 60. P. 60,700. D. 48. d. 33.
Le 24.   T. 37,2. p. 56. P. 59,000. D. 45. d. 35.
Le 29.   T. 37,1. p. 64. P. 61,200. D. 46. d. 36.
3 juin.   T. 37.   p. 52. P. 60,600. D. 52. d. 37.
Le 8.   T. 37.   p. 60. P. 62,200. D. 52. d. 38.
Le 13.   T. 36,9. p. 64. P. 63,100. D. 52. d. 37.

Réflexions. — Diarrhée le 23 mai et les 2 et 3 juin; en

Braive.   3

même temps diminution du poids de 1,700 gr. le 24 mai et de 600 gr. le 3 juin.

Le malade pesait, avant sa maladie, 67 kil. 750. Sa taille est de 1 m. 67 cent. Le poids indiqué par la table de Quételet est de 67 kil.

Obs. XI. *Pneumonie gauche.* — Didot, 12. — J. (Charles), entré le 19 mai 1876, 44 ans, courtier. Entré à l'hôpital le 17 avril 1876.

Poumons. — Un peu de matité à droite et en arrière. Résonnance de la voix un peu exagérée au même point.

Rien au cœur.

Maladies antérieures. — Syphilis et plusieurs chaudepisses, hémoptysie à l'hôpital. Santé habituellement bonne.

Tracé sphygmographique. — N'a pas été pris.

20 mai. T. 36,9. p. 60. P. 46,900. D. 30. d. 19.
Le 25. T. 37. p. 56. P. 46,900. D. 28. d. 21.
Le 30. T. 36,9. p. 56. P. 47,300. D. 29. d. 24.

Réflexions. — Convalescence régulière.

La taille de ce malade est de 1 m. 62 cent. Le poids, indiqué par la table de Quételet, est de 60 kil.

Obs. XII. *Pneumonie droite.* — Didot, 15. — T. (Jean), entré le 22 mai 1876, 20 ans, maçon. Entré à l'hôpital le 24 avril.

Poumons. — Quelques légers râles sous-crépitants dans toute l'étendue des deux poumons.

Rien au cœur.

Maladies antérieures. — Pas. Santé habituellement bonne.

Tracé sphygmographique.

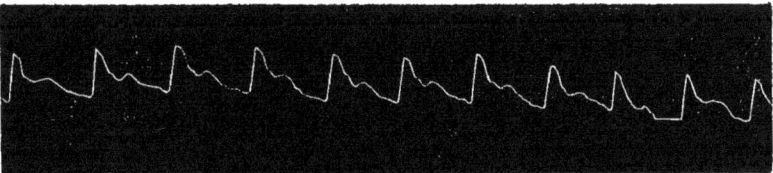

23 mai. T. 36,5. p. 84. P. 56,300. D. 39. d. 28.
Le 28. T. 37,1. p. 72. P. 57,200. D. 41. d. 30.
2 juin. T. 37,1. p. 76. P. 57,600. D. 50. d. 32.
Le 7. T. 36,8. p. 68. P. 57,800. D. 51. d. 33.

Réflexions. — Convalescence régulière.
La taille de ce malade est de 1 m. 59 cent.

OBS. XIII. *Pneumonie droite*. — Didot, 4. — G. (Jean-Marie),
entré le 16 juin 1876, 35 ans, cantonnier. Entré le 1er juin à l'hô-
pital, malade depuis le 25 mai.
Rien au cœur ni aux poumons.
Maladies antérieures.. — Pas. Santé habituellement bonne.
Tracé sphygmographique. — Donne une ligne presque droite
due à la faiblesse de la tension artérielle.
17 juin. T. 36,9. p. 68. P. 43,900. D. 34. d. 22.
Le 22. T. 37,3. p. 76. P. 45,200. D. 39. d. 22.
Le 27. T. 37,3. p. 80. P. 46,000. D. 36. d. 24.

Réflexions. — Convalescence régulière.
Le malade pesait, avant sa maladie, 50 kil. Sa taille
est de 1 m. 54 cent. Le poids, indiqué par la table de
Quételet, est de 57 kil.

OBS. XIV. *Pneumonie droite*. — Lemaître, 7. — M. (Emile),
entré le 13 juillet 1876, 39 ans, journalier. Entré à l'hôpital le 27
juin, malade depuis le 25.
Rien au cœur ni aux poumons.
Maladies antérieures. — Plusieurs blennorrhagies. Santé habituellement bonne.
Tracé sphygmographique. — Donne une ligne presque droite
due à la faiblesse de la tension artérielle.
14 juillet. T. 37,1. p. 72. P. 61,300. D. 46. d. 35.
Le 19. T. 36.8. p. 60. P. 62,500. D. 52. d. 37.
Le 24. T. 37. p. 72. P. 63.100. D. 54. d. 33.
Le 29. T. 36,8. p. 68. P. 64,200. D. 50. d. 38.
3 août. T. 36,9. p. 54. P. 64.700. D. 53. d. 39.

Réflexions. — Convalescence régulière.

Le malade pesait, avant sa maladie, 64 kil. Sa taille est de 1 m. 64 cent. Le poids, indiqué par la table de Quételet, est de 64 kil.

Obs. XIVbis. — *Pneumonie gauche.* — Didot, 7. — L. (Félix), entré le 11 juillet 1876, 23 ans, maçon ; entré à l'hôpital le 8 juin, malade depuis le 3.

Rien au cœur ni aux poumons.

Maladies antérieures. — Deux pneumonies, l'une il y a 12 ans, l'autre il y a 5 ans. Santé habituellement bonne.

Tracé sphygmographique.

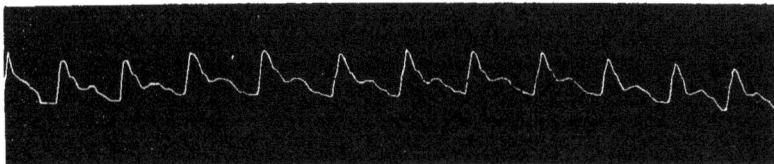

13 juillet.	T. 37,2.	p. 68.	P. 58,300.	D. 30.	d. 28.
Le 18.	T. 37.	p. 64.	P. 59,900.	D. 35.	d. 32.
Le 23.	T. 37.	p. 68.	P. 61,300.	D. 34.	d. 33.
Le 28.	T. 37,1.	p 64.	P. 62.900.	D. 40.	d. 34.
2 août.	T. 37.	p. 68.	P. 63,200.	D. 35.	d. 35.
Le 7.	T. 37,1.	p. 68.	P. 64,300.	D. 41.	d. 35.

Réflexions. — Convalescence régulière. Le poids était de 62 kil. avant la maladie; la taille est de 1 m. 55.

Obs. XV. *Pneumonie gauche.* — Dupuytren, 4. — B. (Jules), entré le 7 septembre 1876, 25 ans, garçon limonadier. Entré à l'hôpital le 17 août; malade depuis le 13.

Rien au cœur ni aux poumons.

Maladies antérieures. — Rougeole, alcoolisme. Santé habituellement bonne.

Trace sphygmographique. — Rien de particulier.

8 août. T. 36,8. p. 80. P. 49,000. D. 41. d. 22.
Le 13. T. 36,9. p. 76. P. 49,500. D. 51. d. 23.
Le 18. T. 36,9. p. 72. P. 49,800. D. 46. d. 23.

Réflexions. — Diarrhée pendant presque tout le séjour de ce malade à l'Asile; aussi le poids n'augmente
pendant dix jours que de 800 gr.

Obs. XVI. *Pneumonie gauche.* — Dupuytren, 7. — D. (Georges),
entré le 7 septembre 1876, 20 ans, journalier ; entré à l'hôpital le
17 août, malade depuis le 13.

Rien au cœur ni aux poumons.

Maladies antérieures. — Pas. Santé habituellement bonne.

Tracé sphygmographique.

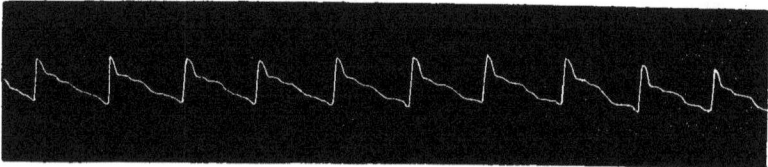

8 septembre. T. 37,1. p 68. P. 58,000. D. 38. d. 25. U. 0,74.
Le 13. T. 37,2. p. 72. P. 55,300. D. 39. d. 25. U. 0,89.
Le 18. T. 37,4. p. 84. P. 55,600. D. 43. d. 27. U. 0,72.
Le 23 T. 37. p. 72. P. 56,400. D. 42. d. 29. U. 0,58.
Le 28. T. 36,9. p. 76. P 57.200. D. 48. d. 27. U. 0,81.
3 octobre. T. 37. p. 72. P. 57,300. D. 49. d. 29. U. 0,97.
Le 8. T. 37. p. 80. P. 58,200. D. 47. d. 30. U. 0,96.

Urines. — 1850 c.c., 3350 c.c., 2850 c.c., 3000 c.c., 2500 c.c.,
3100 c.c., 3,950c.c., acides ; soit par kilo. 32 c.c., 61 c.c., 51 c.c.,
53 c.c., 44 c.c., 54 c.c., 68 c.c.

Réflexions. — Convalescence régulière. L'urée a été
dosée avec l'hypochlorite de chaux.

Obs. XVII. *Pneumonie droite.* — Laënnec, 4. — L., entré le
12 octobre, 45 ans, cocher ; entré à l'hôpital le 23 août, malade
depuis le 20 août.

Rien au cœur ni aux poumons.

Maladies antérieures. — Rhumatisme musculaire. Syphilis.

Tracé sphygmographique. — Donne une ligne presque droite due à la faiblesse de la tension artérielle.

13 octobre. T. 37,4. p. 72. P. 57,500. d. 23. U. 0,34.

Le 18. T. 37. p. 84. P. 59,000. d. 26. U. 0,34.

Le 23. T. 37,4. p. 88. P. 60,000. d. 27. U. 0,37.

Le 28. T. 37,4. p. 88. P. 61,000. d. 27. U. 0,43.

2 novembre T. 37,4. p. 100. P. 61,800. d. 30. U. 0,41.

Le 7. T. 37,1. p. 96. P. 61,700. d. 30. U. 0,38.

Le 12. T. 37,1. p. 92. P. 62,200. d. 33. U. 0,41.

Urines. — 2750 c.c., 3950 c.c., 3800 c.c., 3450 c.c., 2200 c.c., 3350 c.c., 2650 c.c., légèrement acides ; soit par kilo : 48 c.c., 67 c.c., 63 c.c., 57 c.c., 36 c.c.. 54 c.c., 43 c.c.

Réflexions. — Du 2 au 7 novembre le convalescent est pris d'un gros rhume ; on voit aussi le poids du corps diminuer de 100 gr. le 7 novembre.

Le poids était de 67 kil. 500 gr. avant la maladie ; la taille est de 1 m. 65. Le poids indiqué par la table de Quetelet est de 64 kil.

Obs. XVIII. *Pneumonie droite.* — Laënnec, 1. — L. (Auguste), entré le 13 octobre, 39 ans, débardeur ; entré à l'hôpital le 28 septembre, malade depuis le 25.

Maladies antérieures. — Rougeole. Santé habituellement bonne.

Tracé sphygmographique. — Rien de particulier.

14 octobre. T. 37,9. p. 60. P. 63,200. d. 33. U. 0,49.

Le 19. T. 36,8. p. 56. P. 65.250. d. 35. U. »

Le 24. T. 36,7. p. 60. P. 66,000. d. 35. U. 0,64.

Le 29. T. 37,6. p. 60. P. 67,600. d. 36. U. 0,61.

Urines. — 2000 c.c., 1950 c.c., 4050 c.c., 2600 c.c., acides ; soit par kilog : 32.c.c., 30 c.c.. 61 c.c., 38 c.c.

Réflexions. — Convalescence régulière. L'urine du 19 octobre n'a pas été complétement recueillie et le dosage de l'urée n'a pu être fait.

Le poids était de 69 kil. gr. avant la maladie, la taille est de 1 m. 61. Le poids indiqué par la table de Quetelet est de 60 kil.

Dans les observations nᵒˢ II, III, IV, V, VI, le thermomètre n'a n'a pas été comparé.

3ᵉ GROUPE

PLEURÉSIES

OBS. I. *Pleurésie gauche.* — Raoul, 38. — R. (Edouard) entré le 12 février 1876, 19 ans, tapissier ; entré à l'hôpital le 4 janvier.

Poumons. — Un peu de matité à gauche, mais la respiration s'entend bien. Douleur de côté.

Rien au cœur.

Maladies antérieures. — Blennorrhagie. Santé habituellement bonne.

Tracé sphygmographique. — Donne une ligne presque droite due à la faiblesse de la tension artérielle.

16 février. T. 36,5. p. 68. P. 56,200. D. 33.
Le 21.   T. 37,6. p. 84. P. 56,500. D. 40.
Le 26.   T. 36,8. p. 64. P. 57,200. D. 47.
2 mars.   T. 37,2. p. 72. P. 57,700. D. 45.
Le 7·   T. 37,6. p. 80. P. 57,700. D. 47.
Le 12.   T. 37,6. p. 76. P. 58,200. D. 48.

Réflexions. — Convalescence régulière.

OBS. II. *Pleurésie double.* — Galle, 10. — V. (Edouard), entré le 15 février 1876, 27 ans, garçon épicier ; entré à l'hôpital le 28 décembre 1875.

Poumons. — Matité à gauche. Quelques frottements du même côté.

Rien au cœur.

Maladies antérieures. — Rougeole. Santé habituellement assez bonne.

Tracé sphygmographique. — N'a pas été pris.

22 février. T. 37,8. p. 76. P. 59,700. D. 37.
Le 27. T. 37,2. p. 84. P. 60,500. D. 49.
3 mars. T. 37,4. p. 72. P. 62,000. D. 40.
Le 8. T. 37.6. p. 68. P. 61,000. D. 33.
Le 13. T. 37,8. p. 80. P. 60,600. D. 39.
Le 18. T. 37,4. p. 64. P. 62,000. D. 41.

Réflexions. — Le 4 mars le malade se plaint d'une violente douleur de côté; il tousse et se trouve très-oppressé. On trouve les signes d'un léger épanchement à gauche. On remarquera que ces accidents, qui ont disparu dès le 14, ont entraîné la diminution du poids du corps le 8 et surtout le 13 mars.

OBS. III. *Pleurésie droite.* — Didot, 6. — G. (Louis), entré le 14 mars, 1876, 36 ans, maçon ; entré à l'hôpital le 15 février.
Poumons. — Un peu de matité à droite.
Rien au cœur.
Maladies antérieures. — Blennorrhagie. Santé habituellement bonne.
Tracé sphygmographique. — N'a pas été pris.
15 mars. T. 37,7. p. 104. P. 53,000. D. 29.
Le 20. T. 38,1. p. 108. P. 54,300. D. 31.
Le 25. T. 37,6. p. 100. P. 56,800. D. 40.
Le 30. T. 37,5. p. 80. P. 60,000. D. 40.
4 Avril. T. 37,3. p. 88. P. 60,000. D. 45.

Réflexions. — Convalescence régulière.

OBS. IV. *Pleurésie droite.* — Didot, 3. — F. (Paul-Elie), entré le 22 mars 1876, 20 ans, serrurier ; entré à l'hôpital le 8 février.
Poumons. — Légère submatité à droite.
Rien au cœur.
Maladies antérieures. — Pleurésie gauche il y a un an. Santé habituellement bonne.
Tracé sphygmographique. — Rien de particulier.

23 mars. T. 38,2. p. 68. P. 70,500. D. 37.
Le 28. T. 38. p. 76. P. 71,600. D. 44.
2 avril. T. 38. p. 64. P. 72,500. D. 55.
Le 7. · T. 38,2. p. 76. P. 71,800. D. 54.
Le 12. T. 37,8. p. 72. P. 73,700. D. 62.
Le 17. T. 56,7. p. 60. P. 73,200. D. 69.

Réflexions. — Diarrhée le 4, guérie le 6. Rhume et angine du 8 au 17. En même temps que la diarrhée, le poids du corps diminue le 7 de 700 gr.; l'angine et la bronchite causent une diminution de 500 gr. du poids du corps.

Obs. V. *Pleurésie droite.* — Didot, 1. — D.. entré le 7 avril 1876, 24 ans, maçon ; entré à l'hôpital le 5 mars.

Poumons. Légère submatité à droite; diminution des vibrations de la voix au même point.

Rien au cœur.

Maladies antérieures. — Pas. Santé habituellement bonne.

Tracé sphygmographique. — Rien de particulier.

8 Avril. T. 37,2. p. 72. P. 57,300. D. 45. d. 34.
Le 13. T. 37,1. p. 96. P. 58,400. D. 52. d. 38.
Le 18. T. 37. p. 72. P. 59,500. D. 52. d. 40.
Le 23. T. 37. p. 72. P. 60,800. D. 53. d. 40.
Le 28. T. 37. p. 76. P. 61,000. D. 59. d. 40.
3 mai. T. 36,7. p. 72. P. 61,300. D. 55. d. 40.
Le 8. T. 36,6. p. 76. P. 61,200. D. 59. d. 38.
Le 13. T. 36,6. p. 68. P. 61,600. D. 57. d. 38.
Le 18. T. 36,6, p. 72. P. 61,700. D. 60. d. 38.

Réflexions. — Diarrhée du 5 au 9 mai. Une diminution du poids du corps de 100 gr. a accompagné cet accident; en même temps la force musculaire mesurée avec le dynamomètre à traction est descendue de deux kilos pour rester stationnaire jusqu'au départ du malade.

Obs. VI. *Pleurésie droite*. — Didot, 14. — B. (Victor), entré le
1er mars, 56 ans, journalier; entré à l'hôpital le 12 février.

Poumons. — Submatité légère à droite. Diminution des vibrations de la voix et du bruit respiratoire du même côté.

Cœur. Rien.

Maladies antérieures. — Fièvre intermittente et plusieurs blennorrhagies. Santé habituellement bonne.

Tracé sphygmographique. — Rien de particulier.

2. mai. T. 36,8. p. 72. P. 57,200. D. 38. d. 23.
Le 7. T. 37,7. p. 72. P. 58,400. D. 34. d. 25.
Le 12. T. 37,5. p. 60. P. 59,700. D. 32. d. 27.
Le 17. T. 37,4. p. 64. P. 60,000. D. 35. d. 27.
Le 22. T. 37,2. p. 72. P. 59,200. D. 48. d. 28.
Le 27. T. 37,4. p. 68. P. 60,000. D. 41. d. 29.
1er juin. T. 37,4. p. 64. P. 59,700. D. 45. d. 28.
Le 6. T. 37,3. p. 68. P. 59,000. D. 34. d. 30.

Réflexions. — Bronchite et point douloureux au côté
droit du 20 mai au 1er juin. Diarrhée le 5 et le 6 juin.

Avec ces accidents on voit le poids du corps diminuer
le 22 mai de 800 gr. remonter de 800 gr. le 27 mai pour
retomber de 300 gr., le 1er juin et de 700 gr. le 6 juin.
Le malade pesait 62 kil. avant sa maladie. Sa taille est
de 1 m. 66; le poids indiqué par la table de Quetelet est
de 67 kil.

Obs. VII. *Pleurésie gauche*. — Didot, 10. — P. (Pierre), entré le
8 mai 1876, 33 ans, marchand de charbon, malade depuis le
20 mars; entré à l'hôpital le 28.

Poumons. — Matité à gauche et à la base. Diminution au même
point des vibrations de la voix et du bruit respiratoire.

Rien au cœur.

Maladies antérieures. — Rougeole. Phlegmon à l'avant-bras.
Santé habituellement bonne.

10 mai. T. 38,1. p. 76. P. 72,000. D. 50. d. 31.
Le 15. T. 37,3. p. 80. P. 72,000. D. 45. d. 38.
Le 20. T. 37,2. p. 76. P. 72,000. D. 39. d. 41.

Le 25.   T. 37,2. p. 76. P. 72,000. D. 37. d. 43,
Le 30.   T. 37,1. p. 72. P. 72,700. D. 50. d. 45.

Tracé sphygmographique. — Type normal.

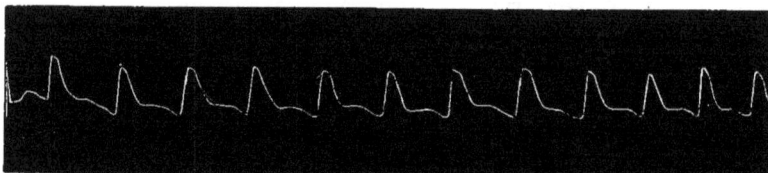

Réflexions. — Convalescence régulière remarquable parl'état stationnaire du poids du corps et l'augmentation de la puissance musculaire pendant ce même temps.

La taille de ce malade est de 1 m. 71. Le poids indiqué par la table de Quetelet est de 67 kil.

Obs. VIII. *Pleurésie droite.* — Lemaître, 4. — G..., (Louis), entre le 26 mai 1876, 19 ans, domestique. Entre à l'hôpital le 24 avril, malade depuis le 16.

Poumons. — Très-légère submatité à droite et à la base.
Rien au cœur.

Maladies antérieures. — Rougeole. Santé habituellement bonne,

Tracé sphygmographique. — Rien de particulier.

27 mai.   T. 37,1. p. 60. P. 53,500. D. 33. d. 28.
1ᵉʳ juin.   T. 37,3. p. 88. P. 55,500. D. 34. d. 30.
Le 6.   T. 37.   p. 96. P. 56,000. D. 36. d. 32.
Le 11.   T. 36,9. p. 88. P. 56,900. D. 45. d. 33.
Le 16.   T. 37,1. p. 72. P. 56,600. D. 43. d. 34.
Le 21.   T. 36,9. p. 80. P. 57,700. D. 43. d. 30.

Réflexions. — Convalescence régulière.

Le malade pesait 61 kil. avant sa maladie; sa taille est de 1m. 58.

Obs. XIX. *Pleurésie droite.* — Lemaître, 5. — H... (Eusèbe), entre le 15 juillet 1876, 47 ans, journalier. Entre à l'hôpital le 4 juillet 1876, malade (dit-il) depuis le 4 juin.

Rien au cœur ni aux poumons.

Maladies antérieures. — Fièvre typhoïde, fièvre jaune en Amérique, fièvres intermittentes. Santé habituellement bonne.

Tracé sphygmographique. — Donne une ligne presque droite due à la faiblesse de la tension artérielle.

21 juillet.	T. 37,2.	p. 56.	P. 76,300.	D. 37.	d. 40.
Le 26.	T. 37.	p. 56.	P. 76,500.	D. 41.	d. 38.
Le 31.	T. 37.	p. 56.	P. 72,900.	D. 46.	d. 39.
5 août.	T. 37,7.	p. 60.	P. 79,000.	D. 52.	d. 39.
Le 10.	T. 36,9.	p. 60.	P. 80,000.	D. 63.	d. 39.
Le 15.	T. 36,8.	p. 54.	P. 80,500.	D. 49.	d. 40.
Le 20.	T. 36,8.	p. 64.	P. 81,200.	D. 58.	d. 41.
Le 21.	T. 36,6.	p. 52.	P. 81,200.	D. 53.	d. 43.

Réflexions. — Convalescence régulière. Dix ans avant sa maladie, le convalescent pesait 105 kil. et dit n'avoir pas maigri depuis ce temps jusqu'à sa maladie. Sa taille est de 1 m. 73. Le poids indiqué par la table de Quetelet est de 73 kil.

Obs. X. *Pleurésie droite* — Didot, 8. — H. (Emmanuel), entre le 19 juillet 1876, 31 ans, garçon de salle, entre à l'hôpital le 19 juin, malade depuis le 2.

Rien aux ponmons ni au cœur.

Maladies antérieures. — Fièvres intermittentes, blennorrhagie.

Tracé sphygmographique. — Donne une ligne presque droite due à la faiblesse de la tension artérielle.

20 juillet.	T. 36,7.	p. 64.	P. 67,200.	D. 51.	d. 38.
Le 25.	T. 37,2.	p. 64.	P. 68,600.	D. 54.	d. 36.
Le 30.	T. 36,8.	p. 72.	P. 69,700.	D. 53.	d. 37.
4 août.	T. 37,1.	p. 64.	P. 70,300.	D. 54.	d. 38.
Le 9.	T. 37,2.	p. 64.	P. 71,500.	D. 56.	d. 38.
Le 14.	T. 37,2.	p. 64.	P. 71,500.	D. 59.	d. 38.
Le 19.	T. 37,2.	p. 60.	P. 72,700.	D. 57.	d. 39.

Réflexions. — Convalescence régulière.

Le convalescent a 1 m. 80 de taille. Le poids indiqué par la table de Quetelet est de 79 kil.

OBS. XI. *Pleurésie droite.* — Dupuytren, 6. — H... (Georges), entre le 16 août 1876, 54 ans, parqueteur, entre à l'hôpital le 31 juillet, malade depuis le 19.

Poumons. — Légère submatité à droite et quelques frottements.

Maladies antérieures. — Pleurésies. Bronchites. Santé habituellement bonne.

Tracé sphygmographique. — Rien de particulier.

17 août.	T. 37,7.	p. 68.	P. 57,700.	D. 48. d. 28.
Le 22.	T. 37,4.	p. 68.	P. 59,300.	D. 49. d. 29.
Le 27.	T. 37,4.	p. 76.	P. 61,000.	D. 47. d. 30.
1er septembre.	T. 37.	p. 72.	P. 61,100.	D. 48. d. 29.
Le 6.	T. 37.	p. 68.	P. 59,800.	D. 49. d. 28.
Le 11.	T. 37,3.	p. 68.	P. 61,000.	D. 52. d. 29.
Le 16.	T. 36,9.	p. 74.	P. 61,000.	D. 47. d. 29.

Réflexions. — Depuis le 30 août, douleur violente du côté droit ; le 3 un peu d'épanchement ; on met un vési-catoire. A la suite de cet accident on voit le poids du corps diminuer de 300 gr. le 6 septembre.

Ce convalescent pesait 67 kil. avant sa maladie ; sa taille est de 1 m. 68 ; le poids indiqué par la table de Quetelet est de 67 kil.

Dans les observations nos 1, II le thermomètre n'a pas été comparé.

CONCLUSIONS.

1° DE LA TEMPÉRATURE ET DU POULS. — On sait qu'au moment de la défervescence, la température tombe plus ou moins vite suivant la maladie, à un degré normal qui est pour le rectum de 37°5 ou au-dessous. L'examen des observations précédentes montre que dans le cours de la convalescence régulière, la température ne dépasse pas ce chiffre et qu'elle ne tend à s'élever à 38° ou au-dessus que dans le cas d'accidents sérieux.

L'étude de la température sera donc très-utile pendant la convalescence; car si on la voit osciller de quelques dixièmes de degré autour de 37°, on sera presque sûr que les rechutes ou les complications graves ne sont pas à craindre.

Il en est de même du pouls qui cependant donne des indications moins certaines; on le voit généralement varier entre 60 et 70 pulsations par minute et s'écarter fort peu de ces chiffres lorsque la convalescence marche bien ; je dois cependant faire une réserve pour la fièvre continue; si, en effet, on veut bien examiner les 21 observations que je publie sur la convalescence de cette maladie, on verra que sauf deux cas (observations n° 12 et n° 19), le pouls reste presque toujours au-dessus de 70°; c'est seulement à la fin de la convalescence, après un séjour de quinze ou trente-cinq jours à l'Asile, que l'on voit le nombre des pulsations diminuer et atteindre le chiffre normal ou s'en rapprocher.

Il n'est pas possible d'attribuer cette fréquence du pouls dans la convalescence de la fièvre continue à des émotions ou à une cause étrangère à la maladie ; car, d'une part, les observations ont été prises à la même heure et avant le lever du malade, et, d'autre part, cette singularité ne s'observe pas dans la convalescence de la pneumonie ni dans celle de la pleurésie.

L'étude des tracés sphygmographiques que j'ai pris m'a été facilitée par le Docteur Tridon. Outre les trois caractères découverts par le professeur Lorain, polycrotisme, lenteur, irrégularité, caractères que j'ai observés dans quelques cas, le Docteur Tridon a trouvé dans presque tous mes tracés un signe que l'on n'a pas indiqué jusqu'ici et dont on pourra se faire une idée en examinant cinq des figures qui sont jointes à mes observations. Si l'on regarde la ligne d'écoulement on la trouve vibrante ; ces vibrations que l'on remarque sont anguleuses, multiples et tout à fait différentes du dycrotisme et du polycrotisme signalés par Lorain. Afin de rendre ce fait plus saisissable, j'ai publié le tracé sphygmographique de l'observation n° 7 du troisième groupe (pleurésies), c'est un type normal qui permettra, je l'espère, de comprendre plus facilement le caractère dont je viens de parler.

Je dois ajouter que cet état vibratoire de la ligne d'écoulement se retrouve plus particulièrement net chez les convalescents de pneumonie. Je regrette vivement de ne pas m'être aperçu plus tôt de cet état particulier de la circulation chez les convalescents ; j'aurais pris de nouveaux tracés tous les cinq jours sur les hommes que j'avais en observation et j'aurais peut-être pu trouver

quelques nouveaux signes de la marche de la convalescence : c'est un travail qu'il pourrait être bon de faire,
mais que le manque de temps me met malheureusement
dans l'impossibilité d'entreprendre.

2° DU POIDS DU CORPS. — L'étude des variations du poids
du corps pendant la convalescence n'a pas, je le crois,
été encore faite d'une façon un peu suivie. Je n'ai trouvé
après de longues recherches, qu'un seul ouvrage sur ce
sujet, la thèse du docteur Dionis du Séjour sur la convale-
lescence de la variole (1869). On remarquera dans ce
travail des conclusions souvent semblables à celles que
je pense devoir tirer de mes observations.

Aussitôt la convalescence confirmée, le poids du corps
augmente; c'est ainsi que le docteur Dionis du Séjour
a vu un malade augmenter de 2,400 gr. en 3 jours; un
autre de 3,300 gr. en 13 jours, un autre de 2,600 gr. en
14 jours.

Si l'on veut examiner mes observations on trouvera
toujours dans la convalescence confirmée une augmentation de poids remarquable, et pour ne citer que l'observation n° 7 du deuxième groupe (pneumonies), on
voit le poids varier en plus de 3,400 gr. les cinq pre-
miers jours; de 1,300 gr. les cinq jours suivants, de
1,100 gr. les cinq jours suivants, etc. Le poids du
corps augmente donc tous les jours dans la convalescence régulière.

Il n'en est plus de même s'il se présente un accident
quelque léger qu'il soit; ainsi une simple diarrhée de
peu de durée, une indigestion, détermineront de suite
la diminution du poids. Je citerai comme exemples les
observations n° 13, n° 14, n° 15 du premier groupe

(fièvres continues); n° 2, n° 3, n° 4, no5, u° 9, n° 10, n° 17 du deuxième groupe (pneumonies); n° 2, n° 4, n° 5, n° 6, n° 12 du troisième groupe (pleurésies).

Ainsi, en résumé, toutes les fois que la convalescence confirmée suit une marche régulière, on voit le poids du corps augmenter d'une façon constante; s'il se présente un accident même léger le poids reste stationnaire ou diminue.

Ici se présente une question :

A quel moment le convalescent cessera-t-il d'augmenter de poids par le fait même de sa convalescence? Ce sera évidemment lorsqu'il aura atteint le poids moyen qui correspond à sa taille. Je vais chercher à évaluer le poids moyen des sujets que j'ai étudiés à ce point de vue et j'examinerai ensuite, mes observations en main, les conclusions que je crois devoir en tirer.

Lorsque le convalescent est adulte, la détermination de cette importante donnée est facile, grâce à des travaux récents, qui ont fixé le poids moyen d'un individu bien portant et d'une taille connue. Quételet a publié la table suivante :

Pour une taille de 1ᵐ50 le poids doit être de 52 kilogrammes.
	1ᵐ55	—	57	—
	1ᵐ60	—	60	—
	1ᵐ65	—	64	—
	1ᵐ70	—	67	—
	1ᵐ75	—	73	—
	1ᵐ80	—	79	—
	1ᵐ85	—	83	—
	1ᵐ90	—	88	—

Hutchinson, en Angleterre, a fourni des chiffres presque semblables aux précédents.

Si donc un convalescent adulte ayant 1 mètre 60 centimètres de taille arrive au poids de 60 kilogrammes, il
aura atteint son poids moyen ; mais si ce même convalescent n'a que 20 ans ou 25 ans, la question est bien plus
difficile à résoudre car il n'existe pas encore de tables
faites pour cet âge. Je me suis appliqué, lorsque ce cas
s'est présenté, à rechercher le poids antérieur à la maladie, et je l'ai presque toujours appris de la bouche du
malade ; je sais bien que le sujet peut être obèse, mais il
est généralement possible de le connaître en tenant
compte de la taille et du poids antérieur. En effet, si l'on
voit, par exemple, un jeune homme de 25 ans, peser
avant sa maladie 65 kilogs, avec une taille de 1 mètre
60 centimètres, (Observation n° XVI, premier groupe),
on pourra affirmer qu'il était atteint d'obésité ; et, ce qui
le prouve, c'est que son poids, à 25 ans, dépassait de
cinq kilogs celui d'un homme de 30 ans et de même
taille.

Examinons maintenant les observations qui vont me
permettre d'étudier la question dont je m'occupe,

1er GROUPE. *Fièvres continues.* — Les n°s 10 âgé de
16 ans ; 19, âgé de 21 ans ont atteint leur poids antérieur, le premier en 25 jours, le second en 20 jours.

Les n°s 15 en 30 jours, 16 en 25 jours. Ils étaient
obèses avant leur maladie.

Le n° 21 était obèse lui aussi ; il n'a pas atteint son
poids antérieur, mais a dépassé, au bout cinq jours, le
poids moyen d'un homme de sa taille.

Les n°s suivants n'ont pu atteindre leur poids antérieur
ou leur poids moyen. :

Nᵒˢ 20 après 10 jours, 17 après 10 jours, 13 après 20 jours, 11 après 10 jours. Ils n'ont pas présenté d'accidents pendant leur convalescence, et ils n'étaient pas atteints d'obésité.

Donc, sur neuf observations de fièvres continues nous trouvons, (en laissant de côté le nᵒ 21) : quatre individus qui ont dépassé leur poids antérieur et, sur ces quatre, deux étaient obèses ; ils sont restés à l'Asile plus de vingt jours.

Les quatre individus qui n'ont pu atteindre leur poids antérieur sont restés moins de ving jours, et n'étaient pas atteints d'obésité.

2ᵉ GROUPE. *Pneumonies.* = Le nᵒ 14 a atteint son poids antérieur en 15 jours.

Le 14ᵇⁱˢ etait obèse avant sa maladie ; il a atteint son poids antérieur en 15 jours de séjour à l'Asile.

Le nᵒ 18 était obèse avant sa maladie ; il n'a pu atteindre son poids antérieur après 15 jours de séjour à l'Asile, il dépassait son poids moyen à son arrivée.

Les nᵒˢ 11 et 13 n'ont pu atteindre leur poids moyen, mais ils ne sont restés que dix jours à l'Asile.

Donc, sur cinq observations de convalescences régulières de pneumonies, nous trouvons (en laissant de côté le nᵒ 18) deux individus, dont l'un obèse, qui ont atteint leur poids antérieur en 15 jours.

Les deux autres qui n'ont pu atteindre leur poids antérieur ne sont restés que dix jours, et n'étaient pas atteints d'obésité.

2ᵉ GROUPE. *Pleurésies.* — J'ai pu observer dans ce groupe trois individus dont la convalescence a été régulière.

Aucun d'eux n'a pu atteindre le poids antérieur ou le moyen; c'est le n° 10 qui est resté 30 jours, le n° 8 qui était cependant obèse et qui est resté 25 jours, et enfin le n° 7 qui, pendant 20 jours, n'a pas changé de poids et n'a pu, par conséquent, atteindre son poids moyen.

Les observations dans lesquelles il m'a été possible d'étudier la question que je me suis posée tout à l'heure sont, on le voit, peu nombreuses; cependant je crois pouvoir tirer les conclusions suivantes :

Dans la fièvre continue et dans la pneumonie, on voit les convalescents atteindre leur poids antérieur après un séjour de vingt jours à l'Asile.

Dans la pleurésie, l'augmentation du poids est beaucoup plus lente ; les sujets n'ont pu atteindre leur poids antérieur ou leur poids moyen après un séjour de vingt à trente jours et, cependant, l'un d'eux était atteint d'obésité avant sa maladie.

L'obésité antérieure est une bonne condition dans la convalescence de la fièvre continue et dans celle de la pneumonie.

DE LA FORCE MUSCULAIRE. — L'étude de l'accroissement de la force musculaire n'a pas été faite encore et cela tient, ainsi que le dit le docteur Molé, dans sa thèse inaugurale, à l'imperfection des instruments employés. Comme j'ai déjà eu occasion de le dire, dans la première partie de ce travail, le dynamomètre ordinaire ne donne que des résultats incertains; j'ai dû faire construire un instrument à traction qui n'est certainement pas parfait, mais qui m'a permis au moins, de suivre avec une approximation suffisante les variations de la puissance musculaire dans les convalescences que j'ai observées. Je ne reviendrai pas sur cet appareil ni sur son mode d'emploi; mais je désire appeler l'attention du lecteur sur les différences des résultats que donnent le dynamomètre ordinaire et l'instrument dont je parle. Il suffira, pour me comprendre, de jeter les yeux sur les observations n°s IX et VII du premier groupe; n°s VII, VIII, XI, XII du deuxième groupe; n°s V, VII, IX du troisième groupe.

Si maintenant, toute question d'instrument laissée de côté, on veut bien examiner mes observations dans leur ensemble, on verra que dans la convalescence régulière la puissance musculaire augmente comme le poids, c'est à dire d'une façon constante et de un ou deux kilos tous les cinq jours depuis le début de la convalescence jusqu'à la sortie du sujet; le dynamomètre ordinaire indique une marche moins régulière que le dynamomètre à traction, mais on constate presque toujours une augmentation définitive, quand la convalescence n'a pas été contrariée par des accidents sérieux. Le dynamomètre à traction est plus délicat et presque toujours il indique une diminution du poids soulevé lorsqu'il survient un accident; ainsi, pour ne prendre que l'observation n° V du troisième groupe, on voit qu'avec la diarrhée et la diminution du poids du corps, le nombre des kilos soulevés diminue et reste stationnaire pendant dix jours, c'est-à-dire jusqu'à la sortie du malade.

Il en est de même dans l'observation n° XIX, premier groupe, où l'on voit l'augmentation de la force musculaire cesser avec la bronchite, dans l'observation XIV, même groupe, ou l'on voit la puissance musculaire rester stationnaire pendant la fièvre intermittente survenue et reprendre sa marche ascendante aussitôt après la guérison, etc., etc.

En résumé, la puissance musculaire suit une marche ascendante et constante de un ou deux kilos en plus tous les cinq jours dans la convalescence régulière ; s'il survient des accidents, cette augmentation de la force cesse aussitôt, pour reprendre une fois la complication disparue.

4° DE L'URÉE EXCRÉTÉE DANS LES URINES. — DE LA QUANTITÉ D'URINE EXCRÉTÉE. — Je me suis efforcé d'étudier les variations de l'urée pendant la convalescence. Frappé des erreurs qui nécessairement ont dû se produire dans les recherches de M. Molé sur ce point, à cause de la surveillance incomplète exercée sur les malades en observation, et ayant été moi-même victime de tromperies analogues au début de mes recherches, je me suis décidé à consigner à l'infirmerie, sous la surveillance de la sœur, les sujets à l'étude ; j'ai eu soin d'obliger mes malades à emporter leurs vases lorsqu'ils allaient à la garde-robe et j'ai vu immédiatement les résultats changer du tout au tout.

J'ai suivi, pour le dosage de l'urée, le procédé de M. Paul Regnard et j'ai employé sa solution :

Eau distilée. . . . . . 130 c.c.
Lessive de soude. . . 60 c.c.
Brome . . . . 7 c.c

J'ai eu soin de ne me servir de ce réactif qu'à l'état frais, car j'ai reconnu, ce que chacun sait d'ailleurs, qu'il s'altérait à la lumière ; enfin pour plus de sûreté, j'ai toujours employé 10 c.c. de ce réactif au lieu de 7 pour 2 c.c. d'urine.

J'ai, en outre, un peu modifié l'appareil de M, Regnard, après avoir constaté que celui dont je me servais avait le défaut de donner lieu à des fuites de gaz et que ces fuites causaient des erreurs très-appréciables ; voici comment j'ai opéré. Un flacon à sels ordinaire est fermé par un bouchon de caoutchouc ; ce bouchon est percé d'un trou qui porte le tube destiné à conduire le gaz dans la cloche graduée : ce tube est disposé de telle sorte qu'il plonge presque jusqu'au fond du flacon mais de façon à ne pas toucher le niveau de l'hypobromite employé.

Voici la façon d'opérer :

On verse 10 centimètres cubes d'hypobromite dans le flacon à sels. D'autre part, on met 2 centimètres cubes d'urine dans un petit tube très-court et on place ce petit tube verticalement dans le flacon à sels (cette manœuvre se fait très-facilement avec une pince à dissection).

On bouche le flacon avec le bouchon armé du tube de dégagement.

Pendant cette partie de l'opération, on le voit, le mélange des liquides ne peut avoir lieu : l'urine est dans le petit tube de verre et l'hypobromite qui entoure ce même tube ne peut agir sur elle.

On prend ensuite le niveau exact de l'eau dans la cloche graduée, puis on retourne le flacon à sels et le mélange dés liquides se fait immédiatement; au bout de cinq minutes, l'opération est terminée.

Cet appareil est simple, et chacun peut le construire; il ne peut laisser échapper les gaz pendant la réaction puisque les liquides recouvrent le bouchon de caoutchouc pendant tout le temps de l'opération. Pour plus de sûreté, du reste, je soulève la cloche graduée de façon que le niveau de l'eau soit le même à l'intérieur et à l'extérieur, et qu'ainsi la pression intérieure soit toujours égale à la pression extérieure.

J'ai fait plusieurs fois de suite l'analyse d'une même urine et les résultats ont toujours été identiques.

Les dosages de l'urée que l'on trouvera dans mes observations sont toujours rapportés au kilogramme du poids du corps; il est évident, en effet, que tout autre procédé ne donnerait pas de résultats comparables : un homme d'un grand poids fait plus d'urée qu'un autre de poids moindre et, par conséquent, en excrète davantage dans ses urines.

Prenons des exemples dans mes observations :

Le n° 13 (première série) excrète, le 25 octobre, 40 gr. 632 d'urée et pèse, ce même jour, 66 kilos, ce qui représente 0 gr. 77 d'urée par kilogramme; n° 14 (même série) excrète, le 12 novembre, 43 gr. 682 d'urée et pèse 56 k. 2, ce qui représente 0,78 par kilogramme. On voit donc que le n° 14, qui semble avoir rendu moins d'urée en a, en réalité, rendu une plus grande quantité que le n° 13.

Le n° 15 (même série) a excrété, le 25 octobre, 44 gr. 579 d'urée ; son poids était alors 64 k. 5, ce qui fait 0,69 par kilogramme ; d'autre part, le n° 17 (même série) a rendu, le 8 novembre, 44 gr. 589 et son poids était de 55 k. 7, ce qui représente 0,80 par kilogramme ; ces deux convalescents qui, à première vue, semblent avoir excrété une quantité égale d'urée, en ont réellement rendu des quantités très-différentes.

Bien mieux, voici le n° 18 (même série) qui a rendu, le 13 novembre, 57 gr. 645 d'urée, chiffre qui se rapproche des deux précédents ; mais comme ce convalescent ne pesait que 57 k. 5, il a, en réalité, excrété 1 gr. d'urée par kilogramme, et ainsi de suite.

En somme, il est impossible, si l'on veut étudier sérieusement les variations de l'urée, de s'en rapporter au chiffre brut fourni par l'analyse ; il est absolument nécessaire de rapporter ce chiffre au kilogramme du poids du corps. — Ce fait a d'ailleurs été compris depuis longtemps, et l'on a publié des tables indiquant la quantité d'urée excrétée par kilogramme.

Je trouve, dans la chimie médicale de Gauthier (1874) la table suivante :

L'urée excrétée pour 1 kilogramme du poids du corps est de :

		D'après Uhle	D'après Vogel.
Enfants de	3 à 6 ans	1 gr.	
—	8 à 11 ans	0 8	
Jeune homme de	13 à 16 ans	0 4 à 0 6	
Adulte (moyenne)		0 5	0,37 à 0,60

Il résulte de l'examen de cette table, qu'en moyenne,

les individus de 16 ans à l'âge adulte, excrètent 0,485 à 0,50.

D'autre part, l'un de mes collègues, M. Binse a bien voulu se soumettre à une série d'expériences sur ce sujet. Avec l'alimentation habituelle de la salle de garde il a excrété :

       1° le 4 novembre dernier 34,469 d'urée.
       2° le 7   33,584
       3° le 9   42,465

Le poids du corps est resté à 68,000 gr. Il a donc excrété, par kilogramme, 0 gr. 55 la première fois, 0 gr. 49 la seconde et 0,63 la troisième, c'est-à-dire 0,55 en moyenne.

Enfin, un étudiant en médecine, M. Dutac se trouvait en janvier dernier à l'infirmerie depuis 80 jours. Atteint d'une conjonctivite granuleuse de l'œil gauche, il suivait depuis ce temps un régime absolument identique à celui des convalescents que j'ai étudiés. Je l'ai prié de bien vouloir se soumettre à une série d'expériences, et voici les résultats que j'ai trouvés

     1° 20 janvier. 39 gr. 775 d'urée ; poids 76.400 gr.
     2° 31   —   39 gr. 545   —   — 76.400 »
     3° 1ᵉʳ février. 40 gr. 864   —   — 76.500 »

c'est-à-dire qu'il a rendu la première fois 0 gr. 530 par kilogramme, la seconde 0 gr. 517 et la troisième 0 gr. 534 soit, en moyenne 0 gr. 524 par kilogramme.

Les chiffres obtenus à l'Asile se rapprochent, on le voit, singulièrement de ceux indiqués par Vogel et par Uhle, et je puis admettre qu'un individu bien portant n'excrète pas plus de 0,55 d'urée par kilogramme, avec un régime mixte.

Examinons maintenant mes observations.

J'ai étudié les variations de l'urée dans dix cas de fièvres continues, observations n° 12 à 21. On voit l'urée partir d'un chiffre relativement bas à l'arrivée du convalescent : 0,47, (observation n° 15); 0,54 (observation n° 14); 0,55 (observation n° 21); 0,60 (observation n° 17), etc., pour s'élever rapidement et rester bien au-dessus de la moyenne, en même temps que le poids du corps augmente; l'observation n° 15 nous fournit un exemple de cette progression. Je citerai encore les observations n°ˢ 16, 17 et l'observation n° 18 dans laquelle on voit l'urée atteindre, le 13 novembre, le chiffre énorme de 1 gr. par kilo.

S'il survient des accidents, l'urée semble diminuer et tomber même au-dessous de la moyenne comme dans l'observation n° 12 où nous voyons l'urée tomber à 0,38 et 0,32 à la suite de l'application d'un vésicatoire; de même dans l'observation n° 13, l'urée diminue ainsi que le poids du corps, le 20 octobre à la suite d'une forte indigestion.

Cette élévation du chiffre de l'urée se maintient long-temps, ainsi que le prouvent les observations n° 13 (20 jours); n° 14 (35 jours); n° 15 (25 jours); n° 16 (30 jours); n° 18 (35 jours); mais, dans quelques cas j'ai pu voir l'urée descendre au chiffre normal ou s'en rapprocher manifestement quand le poids antérieur ou le poids moyen étaient atteints ; exemple, observation n° 15 : l'urée qui n'avait cessé d'augmenter avec le poids du corps retombe à 0,55, aussitôt que le poids égale le poids antérieur ; il est vrai que le sujet était légèrement obèse avant sa maladie.

Je dois reconnaître, cependant, que, généralement, je n'ai pu garder mes malades assez longtemps pour les voir ne rendre que 0,50 à 0,55 d'urée par kilogramme du corps.

Je n'ai étudié l'urée dans la pneumonie que dans trois cas :

L'observation n° 16 est celle d'un jeune homme de 20 ans et se rapproche beaucoup des observations précédentes.

Le n° 17 reste toujours au-dessous de la normale ; il a 45 ans et est cocher. On remarquera la diminution de l'urée, le 7 novembre, accompagnée de la diminution du poids du corps due à un gros rhume.

Dans l'observation n° 18, nous voyons l'urée à 0,49, lors de l'entrée du convalescent à l'Asile ; puis le chiffre dépasse la moyenne et arrive à 0,64 et 0,61 ; le sujet était obèse avant sa maladie, mais il n'a pu atteindre son poids antérieur en quinze jours.

En résumé :

1° L'urée, pendant la convalescence, est beaucoup au-dessus de la moyenne, et ce fait est surtout manifeste dans la convalescence de la fièvre typhoïde.

2° Lorsqu'il survient un accident qui, sans être une véritable complication, arrête cependant la progression du poids du corps, l'urée paraît diminuer ;

3° Lorsque la convalescence touche à sa fin et lorsque le sujet a regagné une grande partie de son poids, l'urée diminue et se rapproche du chiffre normal.

La quantité des urines recueillies pendant vingt-quatre heures, chez les convalescents, a toujours été considérable ; c'est ainsi que je l'ai vue atteindre le chiffre de 4250 c. c. (observation n° 21, fièvres continues) ; 3850 c. c. (observation n° 19, même groupe) ; 3500 c. c. (observation n° 18, même groupe), etc., et se maintenir à des chiffres élevés même après 35 jours (obs. n° 14, même groupe).

On sait qu'un homme de 64 kilogrammes excrète, en moyenne, 19 c. c. 921 par kilo du poids du corps, et, en vingt-quatre heures (Gauthier, Chimie médicale) soit près de 20 gr. (1) ; or, il suffit d'examiner mes observations pour voir que ce chiffre est doublé ou triplé pendant la convalescence ; à mesure que la guérison approche, la quantité d'urine par kilo diminue et je l'ai vue, une fois même, atteindre, au bout de trente jours, le chiffre à peu près normal de 25 c. c. (observation n° 15, premier groupe).

5° DE LA MARCHE ET DE LA FIN DE LA CONVALESCENCE RÉGULIÈRE. — L'étude des phénomènes précédents nous permet d'indiquer quelques-uns des signes de la convalescence régulière dans les trois maladies que nous avons étudiées :

1° Le pouls et la température resteront voisins de la normale ; dans la fièvre continue, cependant, parfois le pouls reste élevé même pendant longtemps ;

2° Le poids du corps suit une marche constamment as-

(1) Les expériences de mon collègue, M. Binse et celles de M. Dutac, ont donné des résultats supérieurs à ce chiffre de 20 cc. : ainsi M. Binse a excrété 22 cc., 25 cc. et 25 cc. d'urine par kilogramme en 24 heures. M. Dutac a encore dépassé ce chiffre puisqu'il a uriné 35 cc., 30 cc. et 29 cc. par kilogramme.

censionnelle ; si l'on voit le poids diminuer ou rester stationnaire on devra craindre un accident et, par conséquent, en rechercher la nature et la cause ;

3° La force musculaire s'accroît chaque jour d'une façon constante et régulière ;

4° L'urée est excrétée en grande quantité pendant la convalescence confirmée de la fièvre continue. Cette quantité peut être telle que l'on trouve quelquefois un poids d'urée double du poids excrété à l'état normal. Lorsque la convalescence touche à sa fin, la quantité d'urée diminue.

Ainsi que je l'ai dit au début de ce mémoire, je m'étais proposé de rechercher les signes certains qui indiquent la fin de la convalescence, c'est-à-dire le retour à la santé. Je n'ai pu qu'ébaucher ce travail, car il m'a été impossible de garder, à l'Asile de Vincennes, les convalescents mis en observation aussi longtemps que je l'aurais voulu ; j'ai dû, d'ailleurs, limiter mon étude à certains phénomènes de la convalescence.

Je crois, cependant, avoir nettement déterminé quelques-uns des facteurs du problème à résoudre : je veux parler du poids du corps, de la force musculaire et de la quantité d'urée excrétée.

Il est évident qu'un seul de ces signes ne sera jamais suffisant ; mais si, après avoir augmenté et atteint leur valeur ancienne ou leur valeur normale, le poids de l'individu et sa puissance musculaire restent stationnaires, si le chiffre de l'urée se maintient au titre moyen et si les fonctions des différents organes s'accomplissent régulièrement, on sera en droit de considérer la convalescence comme terminée.

Paris. — A. Parent, imprimeur de la Faculté de Médecine, rue M'-le-Prince, 2.

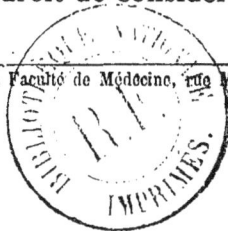

www.ingramcontent.com/pod-product-compliance
Lightning Source LLC
Chambersburg PA
CBHW072254220925
32969CB00069B/1628